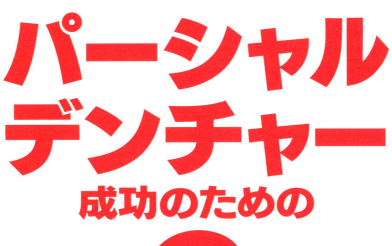

成功のための

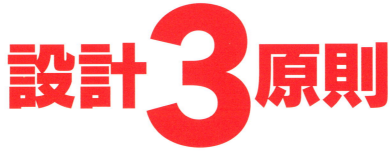

動かない　汚さない　壊れない

「Prof. 五十嵐の欠損補綴症例106選」
電子症例集付き

[著] 五十嵐順正

クインテッセンス出版株式会社　2015

Tokyo, Berlin, Chicago, London, Paris, Barcelona, Istanbul, Milano, São Paulo, Moscow, Prague, Warsaw,
Delhi, Bucharest, and Singapore

クインテッセンス出版の書籍・雑誌は、歯学書専用通販サイト『**歯学書.COM**』にてご購入いただけます。

PCからのアクセスは…

歯学書 検索

携帯電話からのアクセスは…
QRコードからモバイルサイトへ

刊行にあたって

　欠損歯列修復・補綴の領域は、日常臨床の場では次第にその姿をより単純で小規模なものに変化している。これは、国民の口腔の健康向上という観点からは大いに喜ばしいところである。しかし、壮年・高齢患者層では、いまだに欠損補綴の対象となる患者は多く、おそらくは現在がそのニーズのピークといえ、老若男女問わず国民の口腔が健康な状態になっていくのは、今後のことではないかと思われる。

　臨床医としては、患者の健康を願い、歯科的ましてや歯科補綴的介入がなるべく小規模となることを目指し、実現していかなければならない。筆者が駆け出しの頃、スイスの某大家に「我々の仕事は、我々の対象とする病態の患者をなくしていき、最終的には我々自身の仕事をなくすことだ」と言われたことを思い出す。今後の歯科医療がどのような展開をし、患者の健康に寄与していくか、いまや研究・教育の第一線から退いた筆者には興味のあるところである。

　さて、本書は、長年大学病院に身を置き、歯科補綴専門医として多くの患者の診療にあたり、幾多の医局員を育ててきたキャリアから、筆者の専門領域である「歯列欠損補綴治療」、なかでもパーシャルデンチャーを中心に、その設計と製作にあたっての要点をまとめたものである。さらに、筆者が手掛けてきた症例について、「欠損補綴症例106選」と題して付属のディスクに電子症例集を収載した。

　若手歯科医師が臨床のスタンダードとアイデアを習得するには、オーベン（Oben：指導者）の症例をみて、そのエッセンスを自分なりに咀嚼し、自分の類似症例に応用し、自分なりの法則性を見つけるのが一番の近道といわれる。とくに付属ディスク収載の症例集は、筆者が東京医科歯科大学歯学部に2006年に帰任後、同附属病院において治療にあたった症例であり、なかには35年以上前の同病院在籍時に治療し、現在に至る経過症例もある。「学ぶ（まなぶ）は真似ぶ（まねぶ）」とはよく言われることである。類似症例を探し、「エキスパートはこうやるのか」ということを理解し、ご自分のものにしていただきたい。さらに「患者説明にも使用できる」ことを狙っている。チェアサイドにおいてパソコンなどを用いて、臨床現場における患者への「インフォームドコンセント」にぜひ活用していただきたい。

　部分欠損補綴は、無歯顎補綴の有床義歯に関する知識・技術とクラウン・ブリッジの支台歯に関する知識・技術の双方が必要とされる領域で、単に「欠損を埋める＝分類に従ってパターンで設計すればよい」というものではない。最終補綴装置である種々のパーシャルデンチャー、可撤ブリッジなどを受け入れる患者の口腔側の受け入れ状況が大きな問題で、ここに部分欠損症例の成り立ちを明らかにすることが重要であるとわかる。

　詳細な学問的バックグラウンドについては、別にクインテッセンス出版刊『新版 現代のパーシャルデンチャー 欠損補綴の臨床指針』に詳述しているので参照されたい。ここでは臨床に必要な最小限の知識と技術について整理し提示した。筆者としては「目で見て理解する」ことを通して、欠損補綴の基本をいささかでも汲み取っていただければ幸いである。読者諸兄姉の臨床のレベルアップにお役に立てるのではないかと思う次第である。

大阪歯科大学客員教授
前 東京医科歯科大学大学院教授（部分床義歯補綴学分野担当）

2014年12月　五十嵐順正

CONTENTS

Chapter 1 　パーシャルデンチャーによる治療を成功に導くための基本事項

1. 歯の欠損が顎・口腔にどのような影響を及ぼすか理解しよう／6
2. 欠損による顎・口腔の変化に対応する（欠損を拡大させない）ための設計の基本／8
　ー"動かない""汚さない""壊れない"の3原則はなぜ重要かー
3. 大切な前処置　ー治療を成功に導くための最重要項目といっても過言ではないー／11

TOPICS 補綴をしないという選択　ー短縮歯列はどんな場合に適応できるかー／14

Chapter 2 　3原則に基づいてパーシャルデンチャーを設計しよう

1. まず取り掛かる前に　ー患者背景をよく理解して治療計画を立案し合意を得ようー／16
2. 原則1 "動かない"義歯となるために　ー動揺を最小化する設計のポイントー／18
3. 原則2 口腔内を"汚さない"ために／21
　ー義歯による汚染を防ぐ設計とケアのポイントー
4. 原則3 "壊れない"義歯となるために　ー破損を防ぐ設計のポイントー／24

Chapter 3 　私費のパーシャルデンチャーでは3原則を最大限に活かそう

1. 私費治療への移行にあたって重要なこと／28
2. 私費の義歯のクオリティを活かそう／30
　ー金属床義歯、テレスコープ義歯、インプラント義歯、アタッチメント義歯のメリットー

Chapter 4 　難症例にパーシャルデンチャーを活かすために

1. 「すれ違い咬合」へのパーシャルデンチャーによる対応／34
2. 「高度咬耗症例」へのパーシャルデンチャーによる対応／37

付属 ディスク版電子症例集の見方・活かし方

1. 電子症例集の掲載内容と特長／40
2. 電子症例集の利用法／42

本書＆電子症例集の理解を深める用語解説／44

Chapter 1

パーシャルデンチャーによる治療を成功に導くための基本事項

1 歯の欠損が顎・口腔にどのような影響を及ぼすか理解しよう

歯が失われる原因には、う蝕、歯周病、外傷などが考えられる。歯の欠損によって歯列、上下顎、顎関節、咀嚼筋に種々の程度の形態的、機能的な変化が生じる。

歯の欠損にともなう経時的な変化、影響をみるとFig 1のようになる。パーシャルデンチャーなどの補綴装置による欠損補綴を行うには、歯の欠損から派生する顎口腔系の変化の進行や拡大を防ぐため、その知識が不可欠であるといえる。

歯の欠損による顎口腔系の変化（藍、五十嵐）[1]（Fig 1）

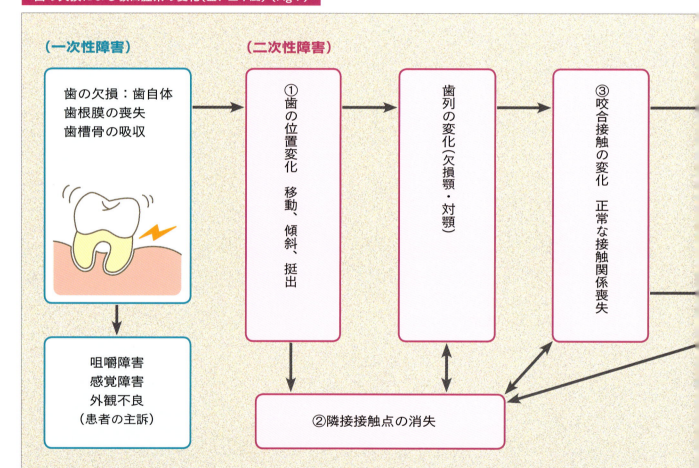

（1）まず欠損歯の隣在歯、対合歯の位置変化（移動、傾斜、挺出）が出現し（①）、これにともなって、欠損歯周辺ならびにその歯列内の隣接接触点の消失が生じ（②）、また歯列の近遠心的、頬舌的、上下的な乱れが欠損顎、対顎ともに生じ（③）、他方では隣在歯間の隣接面う蝕を生じる（④）。また、歯間への食片圧入によって歯周病の危険性が高くなってくる（⑤）。これらの変化は、歯の喪失後およそ数か月から、数年の間に出現する。
（2）引き続いて、上下歯列による咬合接触は正常な関係を失い、個々の歯の早期接触や咬頭干渉を生じて（⑥）、歯周炎の増悪因子としての咬合圧の不均等な配分を生じ、歯周炎症が進行して、新たな歯の欠損を生じる引き金となる。
（3）一方、咬合接触関係の乱れは、顎位、咬合位の変化

Chapter 1　パーシャルデンチャーによる治療を成功に導くための基本事項

　もっとも歯が失われることは、患者にしてみれば、咀嚼・発音・感覚・外観などの諸機能が劣化、消失することであるが、われわれ歯科医師の側からみれば、第1に咬合の欠落、第2に歯根膜の消失、咀嚼時の感覚、つまり圧覚、噛みしめ感の喪失、第3に歯槽骨が歯ごと失われることにほかならない（Fig 2）。

歯が失われることの意味（Fig 2）

患者
咀嚼・発音・感覚・外観などの諸機能が劣化・消失すること

歯科医師
①咬合の欠落
②歯根膜の消失、咀嚼時の感覚（圧覚、噛みしめ感）の喪失
③歯ごと歯槽骨が喪失

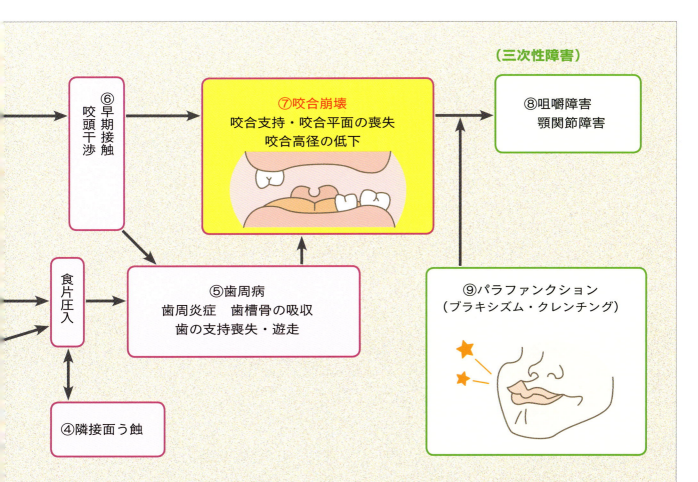

を生じ、また咬合平面の乱れを数年後までに生じる（⑦）。
　(4)こうして歯の欠損から派生する悪循環が進行していくと、乱れた咬合位は、咀嚼器官を構成する咀嚼筋、顎関節への運動上の障害となり（⑧）、筋、関節の疼痛、雑音、運動抑制などを惹起する可能性がある。この状態が放置されると顎口腔系の運動を支配する神経筋機構も障害される。とくに歯の欠損後の形態的な変化を引き金として、咬合力のバランスが乱れ、異常機能（パラファンクション）をともなうと（⑨）、最終的には顎機能障害に至ることがしばしば認められる。

2 欠損による顎・口腔の変化に対応する（欠損を拡大させない）ための設計の基本
－"動かない""汚さない""壊れない"の3原則はなぜ重要か－

長期経過から示唆された義歯を使わなくなるまでの期間と3大要因

1970年代前後に筆者が大学院生、教員として在籍し、後に主宰することになる東京医科歯科大学歯学部部分床義歯補綴学教室（中澤勇教授）において、クラスプ義歯装着患者への大規模な経過観察・予後調査が行われた。当時、大学附属病院で学生の症例が年間400症例以上となり、5年間で2,000症例程度の調査結果が集積された[2]。この調査の概要から、"60％もの義歯が装着後5年で使用されなくなる"ことが明らかとなった（Fig 3）。これを解析すると、使用中止に至る原因としてはFig 4の3大要因があることが示された。

義歯装着後の経年的不使用率の変化[2]（Fig 3）

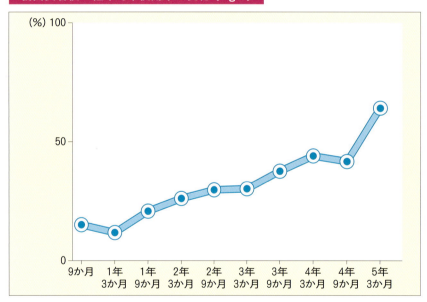

Fig 3　60％もの義歯が装着後5年で使用されなくなることが明らかとなった。

義歯不使用の3大要因（中澤教室のリサーチ、1968）[2]（Fig 4）

①義歯部（有床部・支台装置）の不適合　（24.4％）

②う蝕・歯周病による支台歯の喪失　（22.5％）

③義歯の破損　（29.3％）　　　　　　　合計：76.2％

患者が義歯を使わなくなる要因の背景に何があるのか

　義歯の不使用率に関してはレジン床義歯と金属床義歯の差異も示され、約10％程度金属床義歯のほうがよい成績であった。これらの結果を解析したところ、すべてに義歯の設計、使用材料、装着習慣、装着後の経過管理などが大きく関与していることが示された[2]。

　義歯補綴の対象となる患者では、そもそも歯の喪失原因がプラークコントロールの不良によるう蝕や歯周病に起因しており、欠損を現状以上に拡大しないためには、まずプラークコントロールが重要となるのはいうまでもない。

　義歯の不適合については、適合を増悪させる因子は義歯の過剰な動揺であり、過剰な動揺を抑制できる設計と、それに対応した治療が求められる。

　義歯の破損は、過剰な動揺と義歯本体の構造設計の問題に起因している。

　40年前では、これらに対して効果的な対応が今ひとつできなかった（Fig 5）。その原因が解明された現在においては、これらへの対応によって的確な義歯治療ができると考えられる。

義歯不使用の3大要因を招いていた主な原因[3]（Fig 5）

原因①
義歯設計の概念として、当時は「緩圧性」の義歯の動揺を許容する設計のあり方が"良し"とされていた

原因②
プラークコントロールという概念が歯科補綴領域で希薄であった

原因③
使用材料とその複合化（金属構造とレジン構造の最適使用）が十分でなかった

得られた設計方針への示唆　－3原則を守ることの根拠－

　40年前の時点で経過観察から得られた結果について、のちに同教室在籍の後藤忠正先生を中心に検討し、義歯の問題点と今後のあり方を以下のように取りまとめた[4]。

　Fig 5の原因①に対しては、「緩圧性」の設計とは180度異なる、当時ちょうど導入されたコーヌステレスコープに代表される「リジッド型（支台歯と義歯を強固に連結）」の義歯を採用すること。

　原因②に対しては、プラークコントロールのために「予防歯学的配慮」という概念を義歯の設計、ならびに材料に盛り込むこと。

　原因③に対しては、義歯の構造設計を重視して、「構造部分と適合部分」の設計において、構造部は金属、適合部はレジンというパーツの分担を明確にすること。

　当時教室で熱く論議されたものであり、後にこれは学生教育に取り入れられ、これら3つの概念を補完する研究も多数行われた。現在では日本の多くの歯学部・歯科大学で採用されている教科書にも基本的事項として定着するに至っている[4]。すなわち、ここから導き出されたのが、パーシャルデンチャーの設計における3つの基本原則であり（Fig 6）、この原則を守ることの重要性がおわかりいただけるのではないかと考える。

パーシャルデンチャー治療における設計の3原則（後藤[4]、五十嵐[5]）（Fig 6）

原則1　「義歯の動揺」の最小化　⇒　**動かない**

原則2　予防歯学的な配慮　⇒　**汚さない**

原則3　破損への対応　⇒　**壊れない**

3 大切な前処置
－治療を成功に導くための最重要項目といっても過言ではない－

義歯の設計に至るなかでの前処置の位置づけ

まずパーシャルデンチャーによる補綴治療における「診断」から「設計」への流れのなかで、前処置がどこに位置づけられるか、正しく理解しておきたい（Fig 7）。

歯列欠損補綴治療における「知識獲得」と「臨床行為」のプロセス[5]（Fig 7）

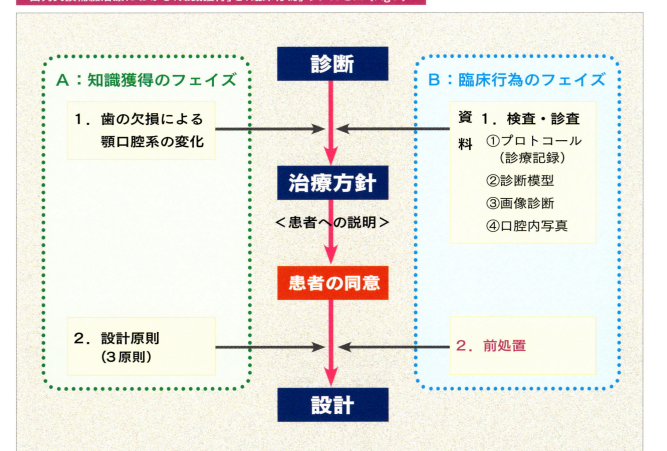

(1) 補綴治療における診断から設計への流れのなかでは、「A：知識獲得」とそれに基づく「B：臨床行為」の2つのフェイズがある。治療に取り掛かるにあたっては「A-1：歯の欠損による顎口腔系の変化」について学習し、内容を理解していること（6頁参照）が基本である。そのうえで、患者の口腔内がどのような状況、あるいは変化における段階にあるのか「B-1：検査・診査」を行う。

(2) 検査・診査により導かれた問題点を分析したうえで治療方針を検討し、患者に説明・同意のうえ、決定する。

(3) パーシャルデンチャー治療を選択した場合、「A-2：設計の3原則（動かない、汚さない、壊れない）」を守りながら、個々の欠損の状況に応じて適用する。

(4) 3原則が実現されるための口腔内の環境整備が「B-2：前処置」であり、良好な治療成果を得るためにも、きわめて重要となる。

前処置として何をするか

前処置とは端的に述べると、パーシャルデンチャーで欠損補綴を行うに際し、口腔内の状況を可及的に"**単純な状況にしておくこと**"である。具体的にはFig 8のような内容となる。パーシャルデンチャーによる補綴治療の大家McCracken[6]は、適切な前処置が以後の治療の成否に直結することについてFig 9のように述べているが、このことにつきるので覚えておきたい。

歯列欠損補綴治療における前処置として行うこと(Fig 8)

①外科的前処置(Fig 8-1)
保存不可能な歯は抜去する(**a**、**b**)。顎堤の要形態修正部位(著明な下顎隆起など)を外科的に処置する(**c**)。

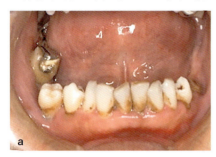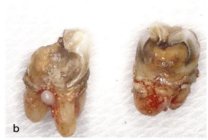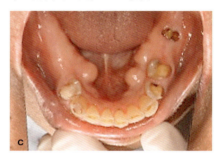

DISC 参考 ▶▶ 症例44

②保存的前処置(Fig 8-2)
歯髄処置、歯周処置を行う(**a**)。歯周治療により根分割した支台歯は被覆冠とする(**b**)。テレスコープ義歯が合理的(**c**)。

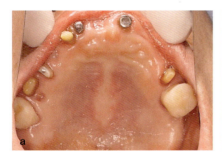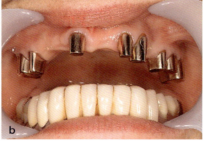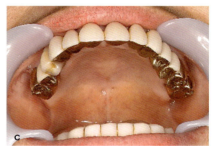

DISC 参考 ▶▶ 症例76

③矯正的前処置
必要に応じて行う。ただし、パーシャルデンチャーが対象となる欠損補綴では、ほとんど生じてこない。

④補綴的前処置(Fig 8-3)
咬合、歯列、支台歯(形態修正、ガイド面、レストシートの付与)、顎堤(粘膜調整)に対する処置を行う。

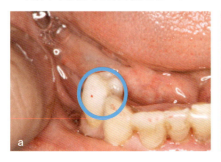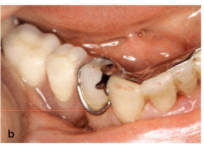

Fig 8-3-① a　近心レストシートの形成。
Fig 8-3-① b　近心レスト。

Chapter 1 パーシャルデンチャーによる治療を成功に導くための基本事項

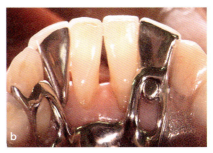

Fig 8-3-② a 天然歯、支台歯のクラウンへの基底結節レストシート。
Fig 8-3-② b 各レストが適合したところ。

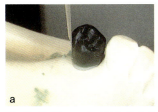 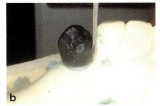 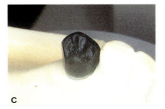 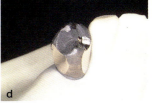

Fig 8-3-③ a〜d 支台歯のクラウンワックスアップ時のガイド面、レストシートの付与。

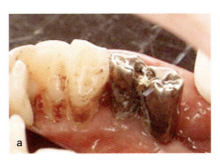 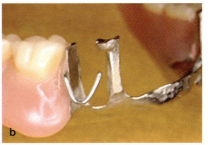

Fig 8-3-④ a RPPA支台装置の連結冠、レストシートガイド面をワックスアップ時に形成した。
Fig 8-3-④ b RPPA支台装置のクラスプ、近心レスト、近遠心ガイド面、クラスプ。

DISC 参考▶▶ 症例26

パーシャルデンチャーでの治療における前処置の意義（McCrackenの教科書[6]より）（Fig 9）

パーシャルデンチャーによる欠損補綴治療の成否は、義歯治療に先行する「前処置」がどれだけ十分に行われているかに依存している。

これは知識に基づく治療計画とそれに見合った十分な臨床能力があってはじめて実行されるもので、これによりパーシャルデンチャー治療が歯列欠損により生じた咬合・口腔機能の回復に寄与できることになる。

The success or failure of a removable partial denture may well depend upon how well the mouth preparations well accomplished.

It is only through intelligent planning and competent execution of mouth preparations that the denture can satisfactorily restore lost dental functions and contribute to the health of the remaining oral tissues.

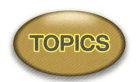

補綴をしないという選択
－短縮歯列はどんな場合に適応できるか－

遊離端欠損でも第二小臼歯までの咬合が確保されていれば後方歯の欠損補綴は不要という「短縮歯列（SDA：shortened dental arch）」の考え方は、高齢者の咬合・咀嚼維持、総合的な口腔機能の保存という観点から、今後適応症をみながら運用していくひとつのオプションとして、増加していくと思われる（Fig10、11）。付属のディスクでも治療計画で短縮歯列を選択した症例と、遊離端義歯を回避するため補綴的に短縮歯列とした症例が収載されているので、参考にしていただきたい。

◎DISC 参考▶▶ 症例103、104

短縮歯列処置の適応と注意事項（Fig10）

適応
- 第一・第二大臼歯欠損は通常補綴するが、第二小臼歯まであれば十分という患者もいる
- 第二小臼歯より前方が健全または処置済み
- 高齢であり、大臼歯で噛みしめる必要がない
- 常用咬合力が小さい
- 歯周病後処置において義歯による不潔性を回避したい

注意事項
- 上記のような場合であっても適用は慎重に行う
- 短縮歯列状態での患者のQOLをつねに確認する

Käyserら（1985）[7]による短縮歯列の概念（Fig11）

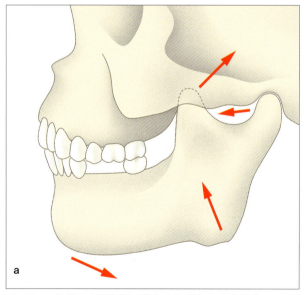

Fig11a　単純な中間欠損で咬合支持が存在する場合。

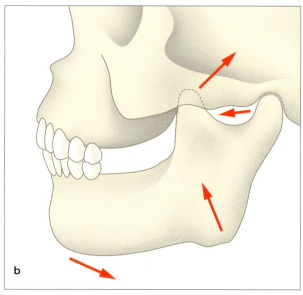

Fig11b　単純な遊離端欠損の場合：短縮歯列の適応。

Chapter 2

3原則に基づいて
パーシャルデンチャーを設計しよう

1 まず取り掛かる前に
－患者背景をよく理解して治療計画を立案し合意を得よう－

　患者が来院したら、Fig12に示す内容を確認しておくことが重要である。これらの背景をふまえたうえで、医学的な検査・診断結果に応じて治療計画を立案し、期間や費用とあわせて患者に説明をする（Fig13）。義歯の設計に取り掛かるにあたっての必要事項となるだけでなく、これらのステップを通じて患者との関係を構築しておくことが、良好な治療結果を得るうえでのカギとなる[8]。また、患者に治療内容の説明を行い、同意を得るにあたっては、ビジュアル的な資料をもとに提示すると、患者側にも主治医側にも具体性があって、実行しやすいものとなる。この目的のためにも付属ディスク収載の症例集は役立つと思われる。

患者が来院したら確認すること（Fig12）

①全身状態等を把握する
　歯列欠損患者はほとんどが高齢者で、種々の病態をかかえている。とくに歯科小外科手術の可能性がある場合、止血に関して抗血栓薬、抗凝固薬などの服用の有無がないか尋ねる。もし服用している場合は主治医の連絡先も確認する。

②旧来の義歯や歯科治療に対する思いを確認する
　とくに過去に他院にて義歯治療を受けたことがある場合は、その満足な点や問題点を語ってもらうとよい。患者は治療にどこまで機能回復（咬合・審美・発音）や快適性（義歯の装着感の希望：一般的な義歯か特別な義歯か、インプラントか　など）を求めているかを把握する。

③治療期間、治療コストの希望を確認する
　とくに保険治療の適用と限界（機能回復と快適性）については、希望を聞いたうえでよく説明する必要がある。けっして「おまかせします」にしてはいけない。

　以上について、ていねいな「説明」に基づいて患者の「同意」を得ることがつねに重要である。

Chapter 2　3原則に基づいてパーシャルデンチャーを設計しよう

患者に提示する治療計画の一例（Fig13）

あなたのお口の治療計画

〇谷 〇男　殿

201〇年〇月〇日

　検査の結果、あなたは上下顎に歯の欠損があるだけではなく、右の顎の蝶番（顎関節）にも痛みがあり、口が開けづらかったのは、長い間の歯の欠損によって変形がみられ、これが痛みの原因となったと思われます。そこで、治療計画として、つぎの順番で処置を行いたいと思います。

1. 右側の顎の痛みをやわらげるため義歯型のプレートを入れ、上顎の旧義歯との組み合わせで約1か月使用します。調整をしながら、顎の痛みと口の開け具合の経過をみます。同時に、歯と歯の抜けた後の顎の清掃の仕方をお教えします。
2. 顎の経過が良好となりましたら、義歯を新調します。
3. 下顎は、あらかじめ前歯部の古い金属冠を改修し、歯と同じような色・形の冠にして義歯を受け入れやすくします。下顎は普通の取り外し義歯で十分と思いますので、冠の改修とともに保険の範囲で処理をして、完了となります。
4. 上顎は臼歯部しか残っていないので、上下顎は義歯がないと噛んだときにすれ違ってしまいます。上顎は義歯を十分に安定させなければならないので、義歯の止め金（支台装置）を特別なものとします。これは保険給付の範囲ではないので、右のとおり別にお金がかかります（当院既定の金額）。金額については十分にご相談したいと思います。

　　土台となる冠の製作：〇〇万円
　　義歯の金属構造：〇〇万円
　　人工の歯（13本）：
　　　〇〇円×13本＝〇〇万円
　　以上　合計：〇〇万円＋消費税

5. 上顎の新義歯の製作には約2か月かかり、その間以下のとおりほぼ週に1回来院していただきます。

　1日目：土台の歯を削る、仮歯を作る。予備的な型取り
　2日目：土台の歯の正確な型取り。仮歯を入れる
　3日目：土台の冠を入れて、歯のない顎の部分の正確な型取り
　4日目：義歯の咬み合わせ、高さの決定
　5日目：義歯の歯並びの試し装着
　6日目：義歯の構造の試し装着
　7日目：義歯の土台の冠装着、義歯部の装着。咬み合わせの調整
　8日目：第1回目経過観察
　9日目：第2回目経過観察
　各回ともおよそ30分で終わります

長丁場になりますが、これからも健康に過ごすために大切な治療ですので、ご協力をお願いします。

〇〇歯科医院　歯科医師　△丘 △朗

2 原則1 "動かない"義歯となるために
－動揺を最小化する設計のポイント－

前述のとおり、義歯の動揺が義歯の適合を増悪させる要因であり、動揺を最小化するためには、的確な咬頭嵌合位・咬合支持による義歯人工歯により構成される咬合接触について、空間的に可動性が小さく再現される必要がある。

■ "動かない"義歯となるための設計の手順とポイント(Fig14～18)

1.「支持」の設定

義歯を安定させる組織は支台歯と欠損部顎堤の2つであるが、この2つの組織の代償性を補償する因子が「支持(咬合力を支え、沈下を防ぐ)」「把持(横揺れを防ぐ)」「維持(浮き上がりを防ぐ)」である。パーシャルデンチャーによる処置の目的が咬合支持の回復のため、3因子のうち咬合力に抵抗する「支持」を主体に設計を考えることが重要となる。

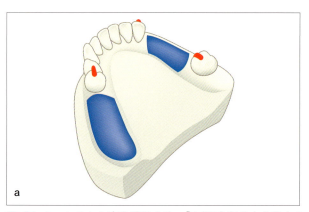 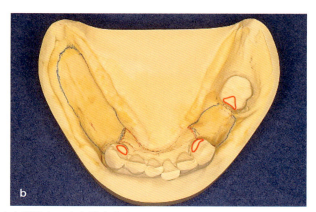

Fig14a,b　レストと床を設計する。「支持」を行う支台歯上のレストと顎堤上の床を設定する。

2.「把持」の設定

「把持」は、義歯に加わる水平力に抵抗する力で、「支持」の場が定位置となるように支台装置と有床部でその機能を与える。

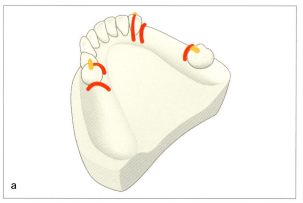 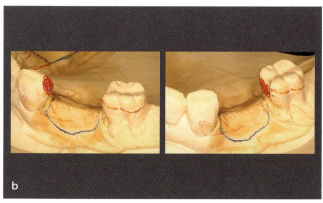

Fig15a,b　「把持」を行うガイドプレートの接触するガイド面、小連結子を設定する。

Chapter 2　3原則に基づいてパーシャルデンチャーを設計しよう

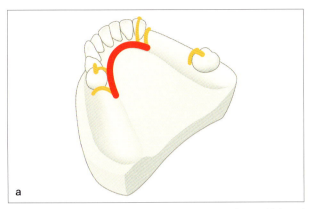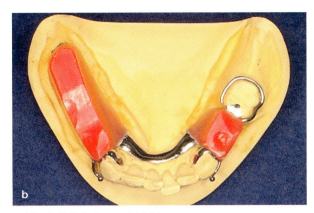

Fig16a,b　大連結子を設計する。清潔性の観点から基本は歯肉縁より離した構造とするのが望ましい。

3．「維持」の設定

「維持」は、義歯の離脱に抵抗する力であるが、設計にあたって、まずは「支持」、続いて「把持」の要素を十分に機能させることを重視する。この2つの要素では不足する安定要因として、「維持」を補足的に設定する。

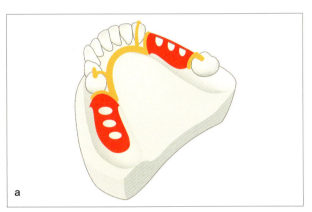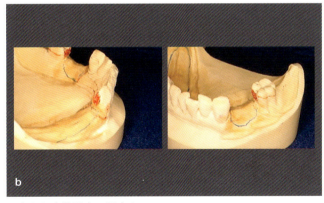

Fig17a,b　「維持」部を設計する。有床部のスケルトン、メッシュなどを床外形内に設定する。

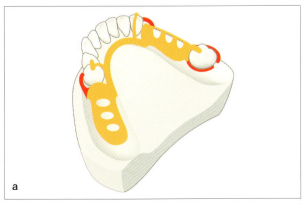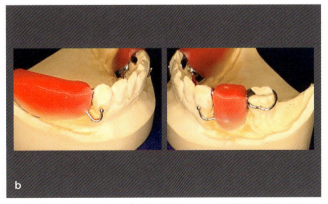

Fig18a,b　支台装置（クラスプ等）を設計する。適正なアンダーカット域を求め、クラスプの場合はなるべく単純な形状とする。

遊離端義歯の場合の設計上の注意点

遊離端義歯において咬合接触を的確に回復するためには、「残存支台歯の咬合接触」と「欠損部顎堤上の有床部の咬合接触」を可及的に「動きの小さい」状態とする必要がある（Fig19）。

支台歯・顎堤を義歯床の安定に活用する遊離端義歯設計のポイント（Fig19）

①残存歯：支台歯と支台装置とが緩まない連結とする（Fig19-1）

　リジットコネクションとする〔Broad Stress DistributrionType（多レスト・圧分散型）〕。

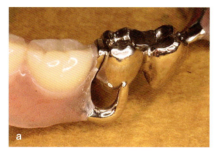
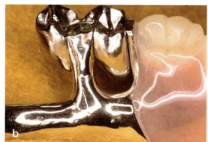
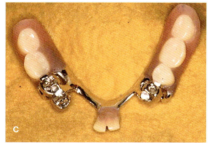
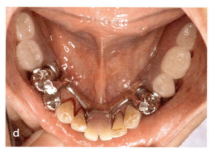

Fig19-1-a〜d　明確なレストができるのであれば多数部位に設定し、咬合圧を支台歯へ分散、または複数支台歯をあらかじめクラウンなどで連結固定し、明確なレストを設定する。

②床部：動きが小さい状態に保つ（Fig19-2）

　顎粘膜に「支持」と「把持」を十分とる〔Pysiologic Basing Type（機能印象・圧分散型）〕。

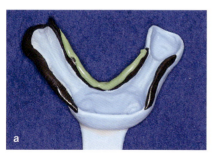
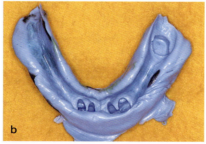

Fig19-2-① a,b　個人トレーなどにより顎粘膜支持を十分求めるため機能印象採得を行う。個人トレーによる粘膜加圧印象を行うのが基本となる。

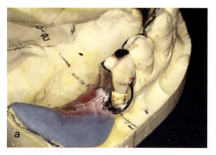
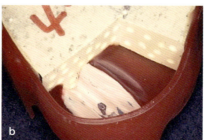
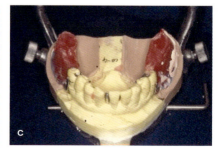

Fig19-2-② a〜c　個人トレー法のルーツは模型変換法印象（オルタードキャスト法）である。現在、この技法は一般的には用いられていないが、基本的な技法として知っておきたい。

3　原則2　口腔内を"汚さない"ために
－義歯による汚染を防ぐ設計とケアのポイント－

パーシャルデンチャーを患者が使用することで、咬合の回復が図られ、咀嚼・審美・発音などの機能が改善されるが、その一方で、口腔内に「義歯」というプラークコントロール上きわめて不利な構造物が存在することになる(Fig20)。そこで設計の3原則で示される、義歯設計・義歯自体・使用材料などでプラークコントロールしやすい口腔内の環境整備を図ること(Fig21～23)が重要となる。

加えて、患者側にも定期的な歯科医院でのメインテナンスの重要性、および適切なプラーク除去のためのブラッシング法などを的確に教示しておく必要がある(Fig24)。

義歯装着の患者のメリットとデメリット(Fig20)

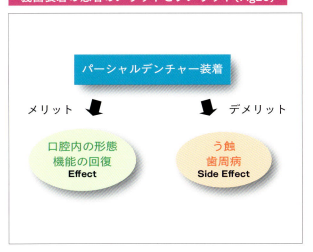

各種研究結果から得られた義歯と口腔内汚染との関係および義歯設計・ケアの要点(Fig21)

1．頬側面のプラーク付着はクラスプの種類に依存しない(Fig22)

2．欠損側隣接面ガイドプレート下のプラーク滞留を減少させるために、①可及的にガイドプレートを歯肉縁まで延ばす、②歯肉側に空隙を残さないように設計する(Fig22)

3．義歯使用者でも口腔衛生状態が良好ならば、リンガルプレートのように歯頸部歯肉が被覆されてもその部分の細菌叢に変化は起こらず、細菌量は増加しない(Fig23)

4．使用材料はプラークの付着しにくい、加熱重合床用レジンとする。流し込みレジンは加圧重合タイプを選ぶ

5．支台歯、残存歯の管理を行うには歯周病に対する治療の知識と技術が不可欠で、問題含みの患者には定期的なPMTC(歯科医院で行うクリーニング)が必須(Fig24)

クラスプの形状、ガイド面／ガイドプレートの接触条件とプラーク滞留の差異について調べた実験的研究（志村[9]）(Fig22)

比較対象

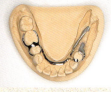 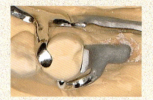 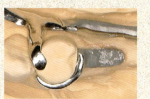 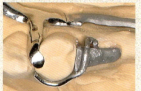

フレームワーク（コントロール）　　I-バー　　鋳造鉤　　ワイヤー鉤

頬側面のプラーク付着の比較：クラスプの種類による違いはない

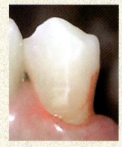 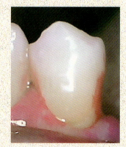 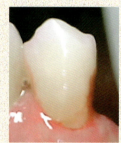 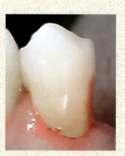

フレームワーク（コントロール）　　I-バー　　鋳造鉤　　ワイヤー鉤

欠損側隣接面ガイドプレート下のプラーク滞留を減少させるために：ガイドプレートを歯肉縁まで延ばす

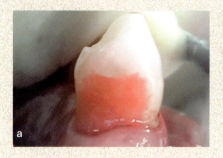 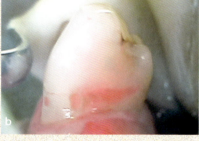

a　ガイド面／ガイドプレートの接触が歯冠側1/3に限局した設計の場合
b　ガイド面／ガイドプレートの接触が歯肉縁付近まで延長させた設計の場合

義歯使用者の口腔衛生状態による細菌量の変化（青[10]）(Fig23)

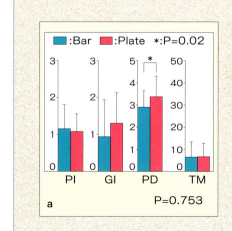 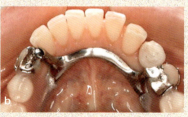 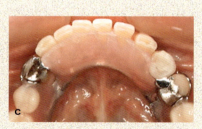

Fig23 a〜c　1回目の試験義歯使用後および、2回目の試験義歯使用後における、臨床的歯周病パラメーターの平均値(a)。義歯装着前、装着後に口腔衛生指導とプロフェッショナルケアが定期的に十分行われていれば、歯周病の細菌学的なリスクは、リンガルバータイプの義歯(b)でもリンガルプレートタイプの義歯(c)と同程度であった。

Chapter 2　3原則に基づいてパーシャルデンチャーを設計しよう

患者に最低限伝えるべき義歯のケアのポイント（Fig24）

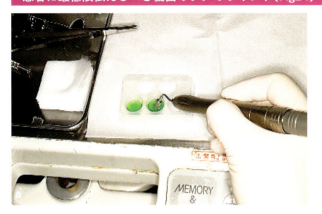

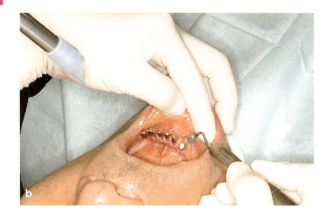

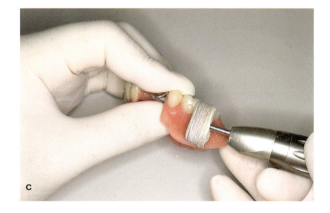

Fig24a～c　PMTCは、口腔内がとくに汚れやすい患者には定期的に行う。同時に義歯床の再研磨も行う。タービン付着型のエアスケーラーも効果的。

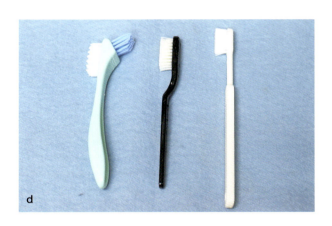

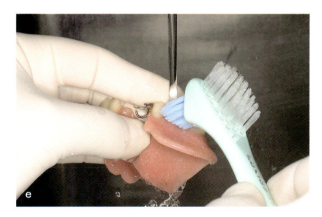

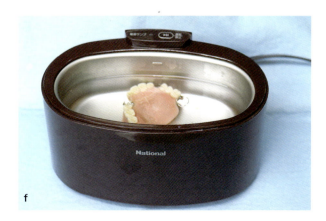

Fig24d～f　種々な形状の歯ブラシ、義歯ブラシを目的に応じて使用する。実際に患者へ、その使用法を教示する。あわせて義歯洗浄剤の使用法とその重要性も指導する。

4 原則3 "壊れない"義歯となるために
－破損を防ぐ設計のポイント－

　パーシャルデンチャーの構成は、全部床義歯に比べて複雑であるため、その構成を義歯の目的に合ったものとすることが重要である（Fig25〜28）。構造強さが求められる部分は金属フレームを使用し、可能な範囲でレジンを厚くする。また、レジン床はリライニングできるようにし、適合性に配慮する。

構造強さが要求される部分の設計のポイント（Fig25）

レジン床を厚くする。ただし、限界があることに注意する。

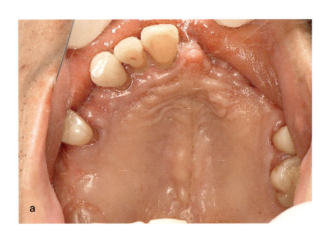

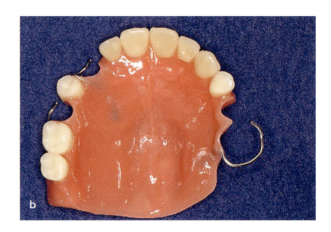

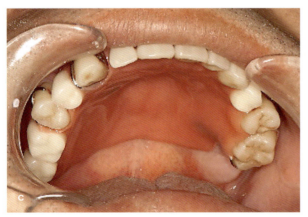

Fig25a〜c　レジン床の厚さを十分に確保した上顎暫間義歯症例。レジン床の厚さは2mm必要といわれている。部位的に制限があることに注意する。a：義歯装着前。b：完成義歯。c：義歯装着後。

Chapter 2　3原則に基づいてパーシャルデンチャーを設計しよう

金属構造（スケルトン、バー、プレート）の設計のポイント（Fig26、27）

　スケルトン構造で義歯強度を保つようにする。近年は光重合パターンを用いて、容易にフレームのパターンを直接作業模型上で製作することが可能となっている[11]。

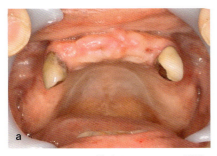
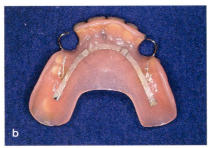
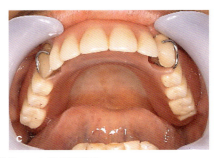

Fig26a〜c　上顎義歯をスケルトン構造で製作した症例。a：義歯装着前。b：完成義歯。c：義歯装着後。

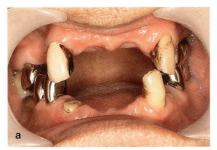
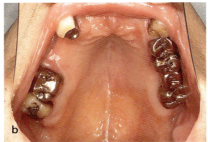
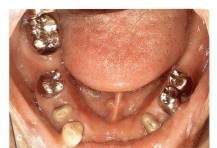

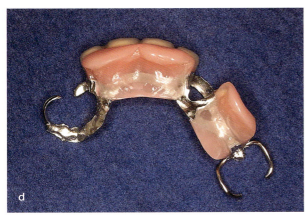
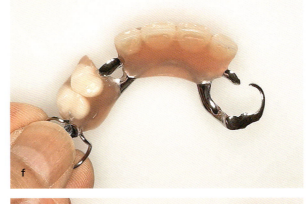
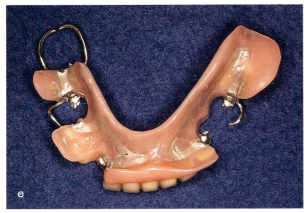
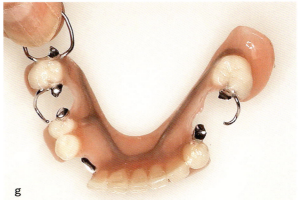

Fig27a〜g　はじめに即時義歯を適用し、1年後の最終義歯に上下スケルトン構造の義歯を製作した症例。a〜c：義歯装着前。d,e：上・下顎義歯研磨面。f,g：上・下顎義歯咬合面。なお、保険ベースの義歯であっても構造設計は十分行うのが望ましい。

適合性を重視し、組織変化に追随できる部分の設計のポイント（Fig28）

レジン床をリライニング可能な構造とする。

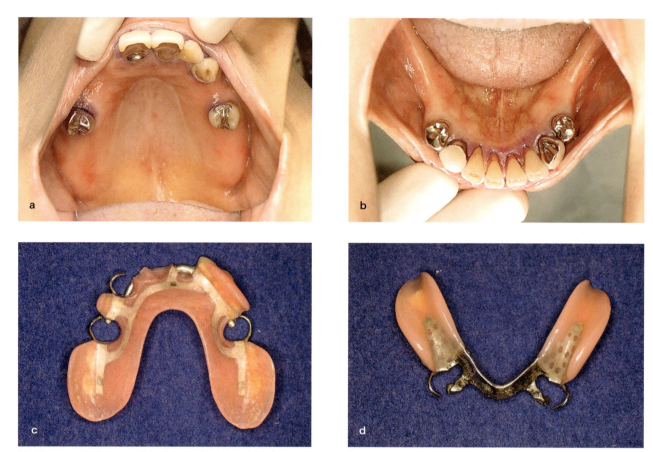

Fig28a〜d　構造強さは金属構造で、適合性は直接法でリライニングできる構成が望ましい。a,c：上顎口腔内と完成義歯。b,d：下顎口腔内と完成義歯。

Chapter 3

私費のパーシャルデンチャーでは
３原則を最大限に活かそう

1 私費治療への移行にあたって重要なこと

　保険給付と私費のパーシャルデンチャーの差異はどこにあるのか、「義歯の使用可能期間に差異はあるのか」「仮に私費の義歯にした場合に患者が負担する治療費は、いったいどれほどになるのか」など、事例を示して患者に説明することが必要である。かつて、国の保険行政担当者と話した折、「保険はアメニティ部分への対応はしない」ということを聴いたが、今、まさにこのアメニティ部分を患者のQOLに反映させることが義歯治療に求められているのであり、その意味でも患者へのインフォームドコンセントがきわめて重要であるといえる。

保険義歯と私費義歯の差異

　ひと言でいえば、装着、使用時の快適性の差異ということであろう。保険義歯には設計・製作に「自由度」がなく、ほとんど決められた範囲でのみ設計・製作が許されていることから、患者によっては「義歯装着が耐えられない」事例も出てくる。とはいえ、"私費の義歯でありさえすればこれらが解消するか"といえばそんなことはなく、"学理に基づいた患者の口腔感覚・審美感"などに術者が通じていなければ、結末は同じこととなる。義歯のクオリティを一定に保つには臨床技法の基盤となるコンセプトも重要であるが、これを実行できるテクニックと維持していくだけの適切な指導・管理法も獲得していなければ、私費義歯について患者へ提供できる資格はない（Fig29）。

5年もたなかった私費の金属床義歯の例とその対応（Fig29）

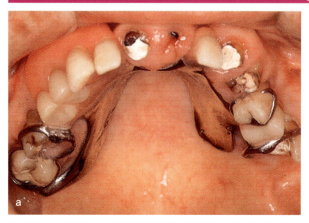 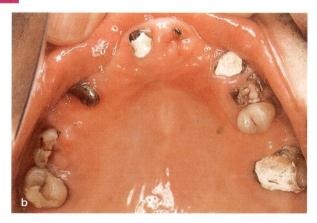

Fig29a,b　他医により金属床義歯で補綴されたが、患者へのプラークコントロールについての指導・実行がおろそかであったためか、装着5年で悲惨な状況となった。

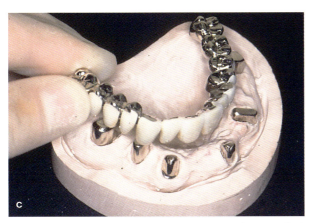

Fig29c う蝕罹患性、義歯の快適性などを考慮し、最終義歯補綴としてはテレスコープ可撤ブリッジを選択した。

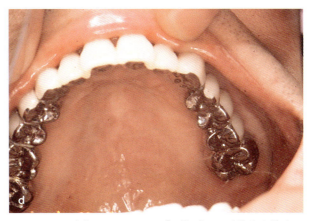

Fig29d 口腔内のテレスコープ可撤ブリッジ義歯を撤去してのプラークコントロールを十分に指導し、実行してもらうことで、以後大きな問題はなく経過した。

保険から私費義歯へ移行する際の注意点

　初めて義歯を経験する患者には、保険義歯と私費義歯の差異はほとんどイメージできない。このような患者には、まずは保険で義歯治療を行い、装着後は定期検診を続けて患者の反応、評価を聴いて、それが1年後か2年後かはわからないが、患者の要望に沿って必要に応じて私費義歯による再治療に移ればよい（Fig30）。初めから私費治療を望む患者は別として、私費の義歯についてあまり理解のない患者の場合には、このやり方がよいと思われる。

保険義歯の使用後に私費義歯への移行を希望した例（Fig30）

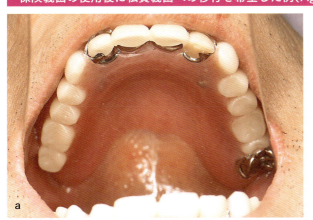

Fig30a 患者は、はじめ口蓋を覆う保険のレジン床義歯で治療されていた。5年使用後、とくに発音・発語に不自由さを感じ、より精度の高い私費の義歯を希望した。

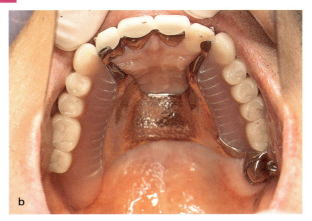

Fig30b 金属床義歯で口蓋感覚、発音、義歯の構造強さを考慮し、舌尖の接触部位を開放した設計とした。

2 私費の義歯のクオリティを活かそう
－金属床義歯、テレスコープ義歯、インプラント義歯、アタッチメント義歯のメリット－

　私費の義歯の大きなメリットは、<u>設計の３原則を妥協なく実行できる</u>ところにある。代表的な金属床、テレスコープ、インプラント、アタッチメント、そ れぞれの義歯について、３原則に関連して以下のようなメリットがあることを理解しておきたい。

金属床義歯のメリット

　とくにレジン床では分厚くしなければならないところを、剛性のある金属に置き換え、華奢に細く設計できることの効果は大きい。また、プラークコントロールにも有利となる（Fig31）。

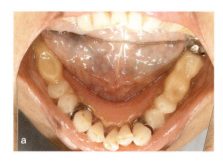
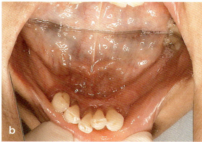

Fig31a　レジン床義歯は床縁接触で不潔な状況を生じやすくプラークコントロールに不利。
Fig31b　残存歯、歯肉縁に炎症・う蝕を生じやすい。

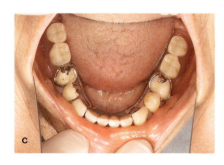
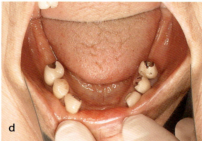

Fig31c　金属床義歯では構造を華奢にでき、不潔になりやすい歯肉縁を開放できる。
Fig31d　残存歯周囲は清潔に保たれやすい。

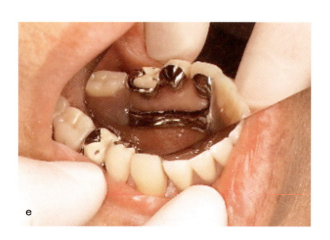

Fig31e　金属床であれば、残存歯周囲は清潔に歯頸部を開放できる。

テレスコープ義歯のメリット

テレスコープ義歯は、一般的なパーシャルデンチャーとクラウンによる支台歯の前処置を同時に行うことができる補綴治療法で、適用・応用範囲は広く、ほとんどの欠損症例で用いられる。その特長は、①義歯の動揺が小さく咬合支持が的確である、②多くの症例で大連結子を割愛できるので装着感がすぐれている、③可撤部、外冠を前装することで審美的である、④支台歯が失われた場合に義歯の改造が容易にできる、などが挙げられる（Fig32）。

なお、テレスコープ義歯については、付属のディスクに典型的な59症例を提示したので、参考にしていただきたい。

DISC 参考 ▶▶ 症例30〜88

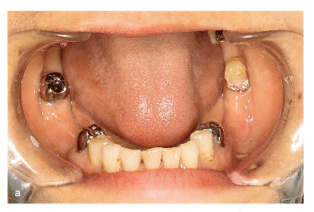
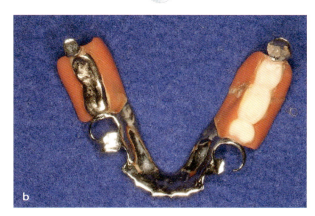

Fig32a,b 治療前は大きな両側性パーシャルデンチャーで補綴されていた。

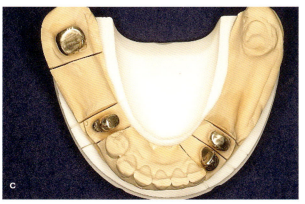
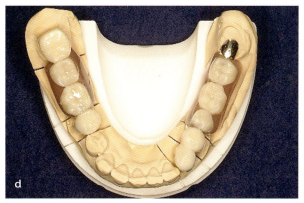

Fig32c,d テレスコープ内冠を設計。新義歯は左右別個の可撤性義歯とした。

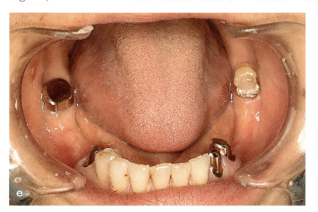
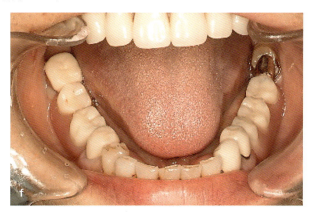

Fig32e 口腔内内冠の状態。

Fig32f 義歯装着時。審美的な回復ができた。

インプラント義歯のメリット

インプラントにより義歯の維持、安定を図ることで、口腔機能の回復に高い効果を発揮する。また、すでにインプラントが埋入されている場合、支持源 (Implant Supported Removable Partial Denture) として義歯に組み込むことができるため、今後増加することが予想される。この場合、理想的にはテレスコープ義歯とすることが合理的と思われる（Fig34）。

DISC 参考▶▶ 症例86〜88

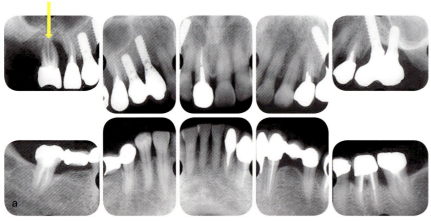

Fig34a〜d　インプラント治療後、後方歯6|が歯周病で脱落。インプラントと天然歯を合わせた3部位をテレスコープ支台装置とした。

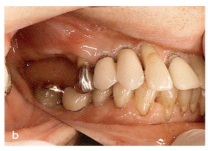
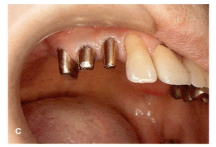
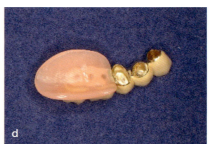

アタッチメント義歯のメリット

最近ではアタッチメント義歯といえば、強い維持力を発揮する磁性アタッチメントが主体となっている。欠損部にインプラントを埋入した場合は、そこに磁性アタッチメントを設定すれば、義歯のより強固な安定に役立てることもできる。一時代前には既製品の器械的アタッチメントを利用し、機能的・審美的にすぐれた義歯設計が行われた時期があった（Fig35）。

DISC 参考▶▶ 症例65、102

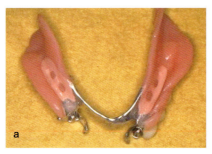
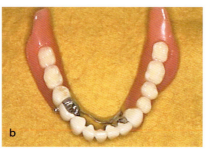
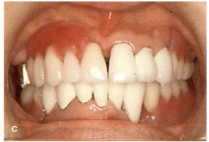

Fig35a〜c　歯冠外アタッチメントを遊離端義歯の支台装置とした症例。審美的回復を図った。

Chapter 4

難症例にパーシャルデンチャーを活かすために

1 「すれ違い咬合」へのパーシャルデンチャーによる対応

　いわゆる「すれ違い咬合」とは、歯列欠損した上・下顎の歯列の残存歯により、下顎位の咬合接触がなく、咬頭嵌合位が残存歯列では確保されていない状況の場合である。この場合の欠損歯列の補綴治療には咬頭嵌合位が確保されている症例に比べ、格段の治療上の配慮と補綴装置の設計・治療が求められる。

　「すれ違い咬合」には、上下歯列が前後的にすれ違う場合（Fig36）と左右的にすれ違う場合とがあり、補綴的対応は後者のほうが困難である。どちらの場合も通常のクラスプ義歯では対応が困難なことが多く、テレスコープ義歯などの適用が必要となる。また、欠損部にインプラントを設定し、義歯の回転沈下を抑制し、安定を図ることも考慮される。

◎DISC 参考▶▶　症例61、78

TMD症状がみられたすれ違い咬合の患者への義歯治療（Fig36）

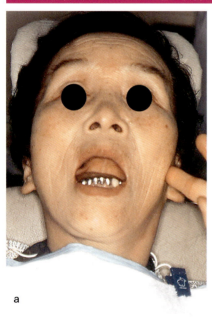
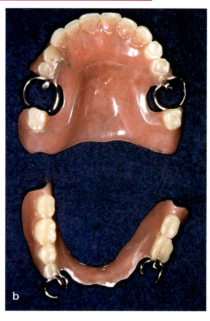

Fig36a,b　患者は開口障害、自発痛、顎関節雑音を訴えて来院。すれ違い咬合に対する「支持」が旧義歯設計には不足していた。

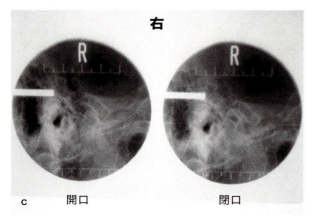
c　右　開口　閉口

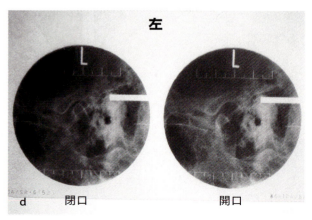
d　左　閉口　開口

Fig36c,d　顎関節のエックス線写真。閉口時に右側の関節腔が狭小化していることがわかる。

Chapter 4　難症例にパーシャルデンチャーを活かすために

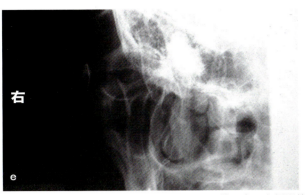
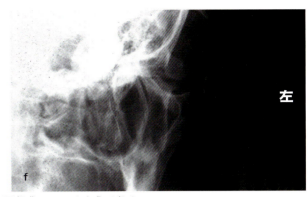

Fig36e,f　Orbita-Ramus法によるエックス線写真。右側関節頭が平坦化しているようである。

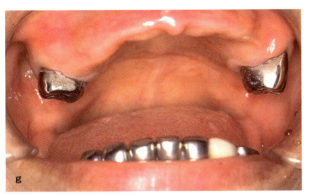
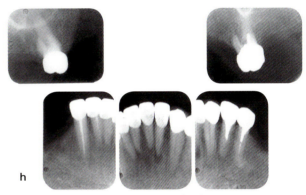

Fig36g,h　患者の口腔内とデンタルエックス線写真。前後的すれ違い咬合で、残存歯の歯周組織はほぼ正常である。

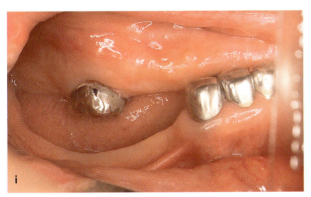
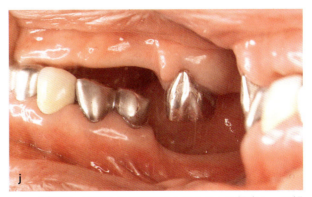

Fig36i,j　患者に私費で最小の負担となる義歯として、上顎をテレスコープ義歯、下顎を金属床義歯とすることを提案し、了解を得た。

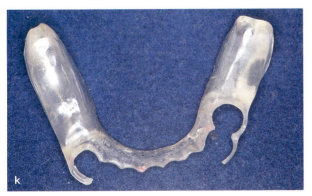
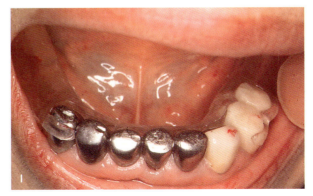

Fig36k,l　前処置としてTMD治療を実施。下顎に有床義歯型バイトプレートを適用した。

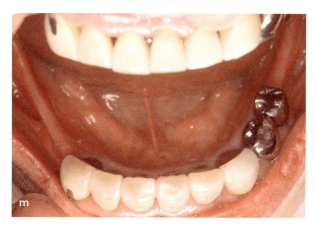

Fig36m　前処置により、旧冠をレジン前装金属冠、全部金属冠に改修し、レストシート、ガイド面、外形を付与した。

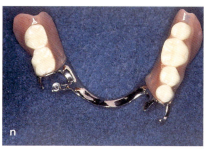 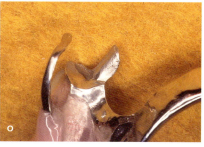 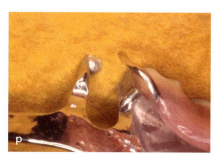

Fig36n～p　下顎金属床義歯はRPPIの設計とした。前処置により義歯設計を単純化できた。

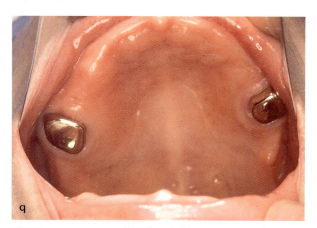 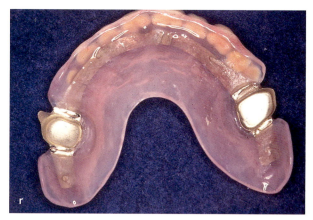

Fig36q,r　Kennedy IV級欠損の上顎はスケルトン型のコーヌスクローネレジン床義歯で対応した。

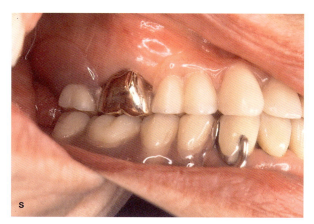 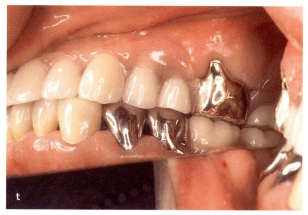

Fig36s,t　最終義歯を装着した口腔内。適切な設計による上下義歯の装着により、咬合・咀嚼は回復され、TMD症状の再発もなかった。

2 「高度咬耗症例」へのパーシャルデンチャーによる対応

　欠損を放置した結果として対合歯・歯列が挺出してくることは稀ではない。一方、残存歯列が広範囲に咬耗した結果、咬合高径が低下し、顔貌にまで影響していることも時にみられる。歯・歯列が欠損する原因にはう蝕、歯周病の二大因子が挙げられるが、咬耗により二次的に咬合高径が低下するような場合には、第三の因子である咬合力とブラキシズムに原因がある。

　臨床では「対合歯間にスペースがない」「KennedyⅠ級で上・下顎の前歯が噛み込み、いわゆるフレアアウトしている」場合などに、臼歯部の義歯の咬合を挙上して前歯部をリリーフしようという試みが行われることがある。短期間的には一応奏功したようにみえるが、"義歯で咬合挙上"というのは長期的には成功しないものである。もし行うのであれば、残存歯すべてに及ぶスプリント状の義歯を、まず設計しなければならない。

咬合挙上の診断

　まず患者の顔貌を精査する（Fig37）。顔貌を正面、側面からみて患者の意見も聴く。これらにより、明らかに咬合高径の減少が疑われた場合には咬合挙上量を決定する。この場合も顔貌による判断、Eラインによる評価など、患者に手鏡を見せながら行うのが実際的である。

患者の顔貌による咬合挙上の診断（Fig37）

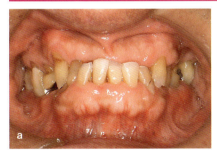

Fig37a　治療前の口腔内。

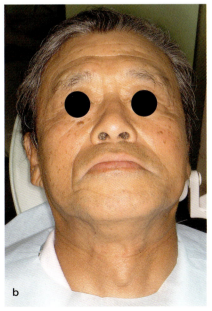

Fig37b　顔貌の精査。咬頭嵌合位。

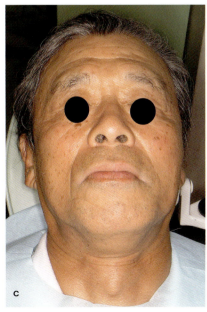

Fig37c　下顎安静位からさらに開口し、患者が手鏡で「これが格好よい」と確認した下顎位の顔貌。

咬合挙上の実際

常識的には、咬合挙上量は下顎安静位から咬頭嵌合位へ至る2～3mmの範囲といわれているが、研究によれば、下顎安静位そのものにも大きな幅がある[12]。そこで、生体の適応性を利用して、試行錯誤的に挙上量を決めることが成功の秘訣であると思われる（Fig38）。

最終的には残存歯部も挙上することになるが、この場合、しばしば行われるアンレーレストや連続レストのような単純な可撤装置では、ほとんどうまくいかない。審美的にも装着感からも患者からは受け入れがたいもののようである。つまり、咬合挙上する場合には、的確な診断のうえで全顎的な補綴になることを覚悟、または承知しておかないと、あとで収拾がつかなくなる。

DISC 参考 ▶▶ 症例105、106

高度咬耗症例に対し咬合挙上後に補綴治療に移行（Fig38）

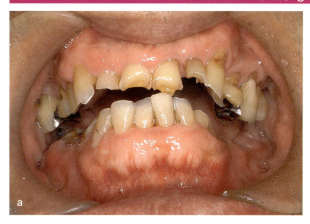

Fig38a　歯ぎしり、食いしばりの既往があり、上顎臼歯部が下顎顎堤とほとんど接近している。患者は歯列の自然感の回復を希望し、咬合支持の喪失と残存歯の咬耗を回復するため、まず現状より7mm咬合挙上する治療を開始。

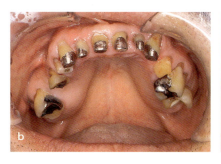
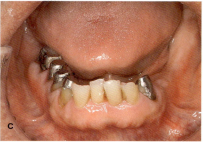

Fig38b,c　咬合挙上スプリント装着・調整6週後、最終的に5mm挙上し、咬耗歯は根管処置後にコアとした。

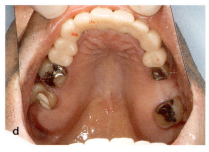
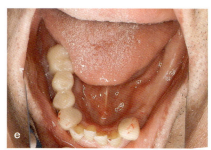
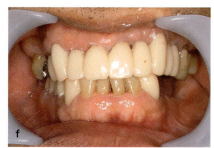

Fig38d～f　最終挙上量5mmでプロビジョナルを製作。安定を確認後、最終補綴へ移行した。

付属 ディスク版電子症例集の
見方・活かし方

1 電子症例集の掲載内容と特長

　付属ディスク収載の「Prof. 五十嵐の欠損補綴症例106選」電子症例集は、以下の統一された書式にて掲載されている。各症例は、患者来院の経緯から、検査、診断、治療計画、実際の治療、治療後の経過まで、その概要と写真がコンパクトにまとめられており、端的に全容を把握することができる。

症例 27　上顎金属床による回転装着義歯症例

(58歳・男性)

Kennedy 分類：上顎　Ⅱ級1類　　下顎　—
Eichner 分類：B4

- 本症例が Kennedy 分類および Eichner 分類において、いずれに分類されるか、冒頭で提示

概要

　6年前に当院で上・下顎パーシャルデンチャーによる治療を受けた。最近、とくに上顎義歯がゆるくなり不安なため、定年を控え徹底的に治療したいとのことで、通常のパーシャルデンチャーに回転装着法を適用した。

1. 主訴
　上下の義歯について、治療してから長く経過しているため不安である。

2. 既往歴
　40歳代の半ばから、それまで治療されていた固定性ブリッジが動揺・弛緩し、除去しなければならず、初めてパーシャルデンチャーによる治療を受けた。はじめの義歯は抜歯後即時に装着されたといい、3年後に改めて義歯治療を受け、現在の義歯で都合4回目であるという。

3. 現症
　現義歯はレジン床義歯であるが、平均的にほぼ妥当な設計のものである。ただ、上顎前歯部の口蓋側は連続辺縁接触となっており、前歯部のプラークコントロールが問題と思われる。義歯の支台装置鉤腕が前歯部に環状鉤として設定され、大きく審美性を損なっている。2|1|1|2 および |7 の残存歯は適切に歯冠修復・補綴されている。各残存歯の歯周組織はほぼ正常であるが、前歯部口蓋側のポケットは3mm 程度とほかよりは深い。各残存歯の動揺度はほぼ正常で、m0～m1 程度である。歯冠修復の行われている |7 は根管処置歯、ほかは有髄歯である。歯冠－歯根比に問題はない。

- 「概要」欄では、患者の「主訴」「既往歴」「現症」を解説

治療計画

　残存歯のプラークコントロールに配慮すること、義歯の動揺を生じさせないよう、義歯構造に剛性をもたせ、しかも構造強さを保ち、破折しないように計らうこと、さらに 2|1|1|2 にあからさまな鉤腕を設定しないこと、などを考慮し、①金属床構造で②前歯部の鉤腕を可及的に割愛できるかどうか、回転装着法を含めて設計を検討することとした。

1. 前処置
　残存歯、およびその歯周組織にほとんど問題はなく、口腔清掃指導のみ行った。回転装着に必要な 2|2 の頬側遠心部、さらに |7 のサベーラインを検討した結果、現状のまま義歯メタルフレームを設定しても義歯の維持には問題ないことを確認した。

2. 義歯設計の要点
　2|2 に舌面レストを形成した。|7 は既存のレストを流用できた。義歯の支持は各残存歯のレスト、維持は 2|2 の唇側に遠心から歯科矯正用のボールクラスプを応用したⅠバーとした。回転装着は最終的にはアンダーカット部となる 2|2 の遠心歯頸部へ義歯構造を接触させ、次いで |7 のクラスプを装着させることで成立するように設計した。義歯構造は前歯部歯頸部を大きく開放できる後パラタルストラップとし、清掃性と義歯の剛性に留意した。
　装着時の審美性は歯頸部にやや金属部が見られるが、通常の会話程度では外見に露出しない。

- 「治療計画」欄では、検査・診断をもとに得られた治療方針を提示するとともに、実際の「前処置」および「義歯設計の要点」を詳述

経過

　審美性の回復についての患者の評価は大きく、喜ばれた。義歯の安定は当初やや不安と想定されたが、実際にはまったく問題なく、回転装着の有効性をあらためて認識させられた。

- 「経過」欄では、治療後の調整や患者の感想、メインテナンスの内容などを具体的に紹介

付属 ディスク版電子症例集の見方・活かし方

　全体は、「Ⅰ．クラスプ義歯症例（29症例）」「Ⅱ．テレスコープ義歯症例（59症例）」「Ⅲ．その他の症例（18症例）」の計106症例から構成されている。パソコンなどを用いての自己学習、院内やスタディグループなどでの症例検討に役立つほか、チェアサイドにおける患者説明用の資料としても活用できる。

　また、この症例集を参考に、ぜひ読者の先生方にも個人的な症例集を作成していただきたい。症例を集積すれば、必ず明日の臨床に役立つものとなり、ぜひお勧めする。

Ⅰ-4　クラスプ義歯回転装着症例

> 全体のⅠ～Ⅲの大分類をさらに症例の特性に応じて項目ごとに区分

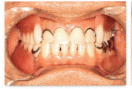
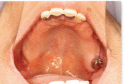
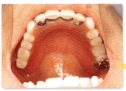

Fig 1 治療前、2|2にクラスプが設定された、標準的なレジン床義歯が装着されていた。
Fig 2 KennedyⅡ級1類で標準的な回転装着は困難と思われた。
Fig 3 旧レジン床義歯の装着状態。

> 治療前・治療後の口腔内を写真で提示することで、その変化が確認できる

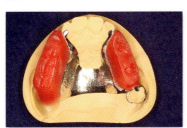
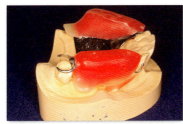

Fig 4 新義歯は2|2の遠心欠損側のアンダーカットを利用。回転装着できるよう設計した。
Fig 5 メタルフレームの2|2部をまず適合させ、次いで|7のクラスプを適合させる。

> 設計した補綴装置の製作過程を写真とともに解説することで、視覚的に学ぶことができる

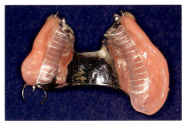
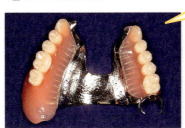

Fig 6 完成義歯の粘膜面を示す。
Fig 7 完成義歯の研磨面。大連結装置はパラタルストラップとした。

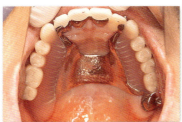
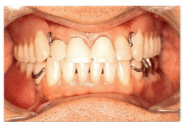

Fig 8 装着された上顎義歯は口蓋前方部を開放でき、舌感、発音に寄与できた。
Fig 9 2|2の唇側遠心にボールクラスプを設置し、維持発現を図った。

2 電子症例集の利用法

電子症例集の閲覧には、Adobe社の「Adobe Reader」というソフトが必要であり、同社の以下のダウンロードページより入手できる。

http://get.adobe.com/jp/reader/

Fig39で示す利用法はAdobe Reader(PDFリーダー)のバージョンで多少異なる場合があるので注意する。なお、使用するパソコンの環境によって利用できるバージョンが異なる(対応システムは同社ダウンロードページ内の「システム要件」を参照)。

電子症例集の利用法 (Fig39)

パスワード：profigarashi2015

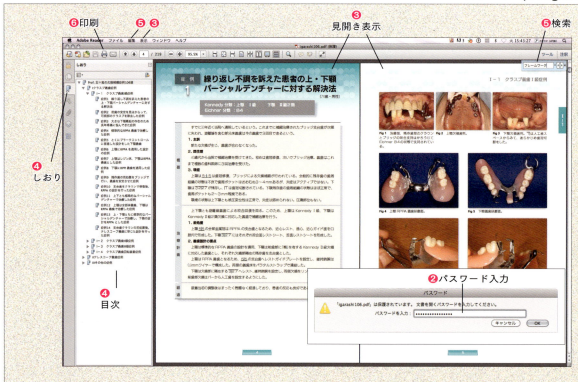

❶ 付属ディスク内にある「igarashi106.pdf」をパソコンのデスクトップにコピーする。

❷ デスクトップ上の「igarashi106.pdf」をダブルクリックすると、パスワード確認の画面が開くので、profigarashi2015と入力すると閲覧画面が開く。

❸ ページは基本症例ごとに「見開き」表示となっている。メニューバーの「表示」内の「ページ表示」→「単一ページ表示」を選択すると、1ページごとの表示に切り替わる。

❹ 左袖の「しおり」アイコンをクリックすると、目次が表示される。目次部分をクリックすることで目的のページの画面に移動する。

❺ メニューバーの「編集」内の「簡易検索」を選択すると、画面右上に「検索」ウィンドウが表示される。調べたい語句を入力して検索を行う。文中の検索文字は網掛けされて表示される。

❻ 印刷はツールバーの印刷のアイコンをクリックし、必要なページ等を設定して行う。

★閲覧法については、はじめに付属ディスク内の「readme.pdf」のファイルもご覧ください。
★Adobe Reader以外のソフトでもPDFを閲覧できるものがありますが、正しく表示されない場合があります。
★**本電子症例集の全部または一部について、許諾なく複製、転載、流用、転売等をすることは、法律で禁止されています。**

参考文献

1. 藍 稔，五十嵐順正 編集・執筆．スタンダード部分床義歯補綴学 第2版．東京：学建書院，2010．

2. 雨森 洋，奥野正孝，郡司和彦，川崎隆二，大山喬史，細井紀雄，岡 宏，堀田宏子，後藤忠正．部分床義歯の予後に関する臨床的研究（Ⅱ）第2報 部分床義歯の使用状態について．補綴誌 1968；12(1)：155-171．

3. 渋谷隆司，松元 誠，川崎隆二，後藤忠正，大草洋志，石渡禧弘，水谷 紘，遠藤泰生，田尻下利夫，高橋恭子，石井英二，腰原偉旦，二宮 博，五十嵐順正，石幡伸雄，荻野 章，真鍋 顕，篠原譲治，小野圭一．部分床義歯の予後に関する臨床的研究 第3報 義歯の破損などについて．補綴誌 1976；20：24-30．

4. 後藤忠正，五十嵐順正，渋谷隆司，加賀谷忠樹．コーヌステレスコープの臨床 概説．歯界展望 1977；49：65-76．

5. 五十嵐順正．パーシャルデンチャーの設計．東京：口腔保健協会，1995．

6. Glen P, McGivney DJ, Castleberry. McCracken's removable partial prosthodontics 8th ed. St Louis：Mosby, 1989.

7. Öwall B, Käyser AF, Carlsson GE. Prosthodontics：principles and management strategies. London：Mosby-Wolfe, 1996.

8. 野首孝司，五十嵐順正 編著．新版 現代のパーシャルデンチャー 欠損補綴の臨床指針．東京：クインテッセンス出版，2008：49-57．

9. Shimura Y, Wadachi J, Nakamura T, Mizutani H, Igarashi Y. Influence of removable partial dentures on the formation of dental plaque on abutment teeth. J Prosthodont Res 2010；4(1)：29-35.

10. Ao A, Wakabayashi N, Nitta H, Igarashi Y. Clinical and microbiologic effects of lingual cervical coverage by removable partial dentures. Int J Prosthodont 2013；26(1)：45-50.

11. Takaichi A, Wakabayashi N, Igarashi Y. Prefabricated light-polymerizing plastic pattern for partial denture framework. Contemp Clin Dent 2011；2(4)：402-404.

12. 藍 稔．咬合に関する一考察 特に咬頭嵌合位について．補綴誌 1998；42(1)：1-10．

13. 五十嵐順正．非緩圧型 R.P.I. 義歯 R.P.P.I. の考え方について．the Quintessence 1990；10：261-268．

14. Steiger AA, Boitel RH. Precision work for partial dentures；a technical manual for office and laboratory. Zurich：Stebo, 1959.

本書＆電子症例集の理解を深める
用語解説 （五十音順）

■ **RPPI（Rest, bi-Proximal Plate, I-bar）義歯**
RPPA（Rest, bi-Proximal Plate, Akers）義歯

Kennedy I 級欠損等の遊離端義歯へリジッドサポートの設計を行う場合、本格的には支台歯と義歯床の連結が最強のテレスコープ支台装置を適用すべきであるが、クラスプ義歯で設計する場合にはレスト（支持）、ガイドプレート（把持）を支台歯の近遠心 2 面に設定し、維持部を状況に応じて I バー、またはエーカース鉤の頬側アームのみとする設計で対応できる。五十嵐（1990）[13]により発表された。

■ **I バークラスプ**

主に遊離端義歯の支台装置維持部として、当初は緩圧装置としての適用が主体であったが、近年はリジッドサポート義歯の支台装置維持部としても利用されている。

■ **Eichner 分類**

正常者では中心咬合位において「咬合支持」域が上顎に対する下顎の位置安定に有効に機能することから、歯列欠損という病態を「咬合支持」から分類することで、下顎位の不安定性を評価できるものである。しかし、Kennedy 分類とは異なり、歯列欠損そのものの病態は表現できない。したがって、歯列欠損を欠損状態、咬合状態の二面から的確に評価するには本分類と Kennedy 分類の 2 つを適切に用いて評価することが望ましい。

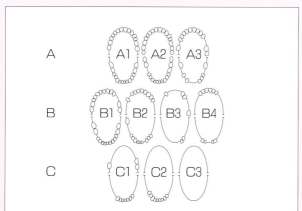

A：咬合支持域が 4 か所あり、その他部位が欠損
B：咬合支持域が 3→2→1→0 と減少し、下顎位が次第に不安定となる
C：咬合支持域はすれ違い状態→ない→無歯顎となる

■ **アンレーレスト**

咬合面に設定されるレストは、通常咬合接触の妨げとならぬ範囲に設けるが、残存歯の傾斜修正、咬合挙上などの際に、咬合接触範囲全体にアンレーのように広範囲にレストを設定する。

■ **E ライン**

顔貌を側面から見て鼻尖とオトガイを結ぶラインが閉鎖した口唇より前方にある場合、Esthetic（審美的）とする歯科矯正学からの概念。義歯装着患者の咬合採得に際し、評価項目となる。

■ **インサイザルテーブル**

調節性咬合器を用いて前方誘導（アンテリアガイダンス）を的確に設定する目的で、前歯のオーバーバイト、オーバージェットに適合または設定するように調節する部分。

■ **H 型フレーム構造**

上顎義歯のスケルトンのうち、両側歯列と口蓋を正中線に対し直交するように連ねた金属構造のことで H 型となる。

■ **エーカースクラスプ**

もっとも標準的なレストつき二腕鉤のこと。1920 年代の米国人 Akers PE に由来する。

■ **エンブレジャーレスト**

主に下顎（稀に上顎）前歯のエンブレージャー（上部歯間鼓形空隙）または歯間に、両側歯にまたがるレストシートを形成してレストを設定するもの。多くは間接支台装置として、時に連結固定装置の一部として用いられる。

■ **オーバーレイ**

歯列上を覆う修復装置、または可撤性装置。

■ **O- リングアタッチメント**

器械の締結要素である O- リングには種々のサイズのものがある。歯根面アタッチメントに適用すると簡易にアタッ

チメント義歯が設計できる。ただし、O-リングはかなり早期に損耗するため、頻繁に交換処置を行う必要がある。

■オルタードキャスト法
　部分欠損歯列の印象採得では、対象が残存歯と欠損部顎堤という「被圧変位性」が大きく異なる2つの印象が必要となる。そこで、まず残存歯の印象を正確に再現する「解剖印象」を行い、得られた第一の模型上で欠損部の個別のトレーを義歯のフレームまたは常温重合レジンで製作し、口腔内で被圧変位性の大きい顎堤粘膜をやや加圧しながら印象する。これを先の第一模型と組み合わせて欠損部の印象とする技法をいう。印象材としてユージノールペースト、印象用コレクタワックス、シリコーン印象材等が用いられる。きわめて"ソフィスティケート(洗練)"された技法で、「個人トレー法」が尾花らにより提唱されるまでは、パーシャルデンチャーの印象法の王道であった。現在は適応症を選んで適用されている。

■ガイドプレート
　RPI義歯等で義歯の装着方向を規定するため、支台歯軸面に垂直な平行面を形成し、これに正確に適合する義歯可撤部を付与すること。

■Key & Key way
　広範囲なブリッジ装置において、前方と後方の支台歯で歯軸方向が異なる場合、多くは上顎で先にKey wayを含むパーツを合着し、次いでKeyを含むパーツを合着し、一体化する。

■筋圧形成
　全部床義歯では、辺縁封鎖を求める辺縁形成に加えて、口腔周囲筋である頰筋等の収縮時の圧力を義歯の研磨面に加えるように義歯床形態を印象・調製することで、義歯の安定を図る。

■グループファンクション
　下顎側方運動時に犬歯を中心に小臼歯、側切歯など小部分で下顎運動の誘導(ガイダンス)を行う咬合様式。

■Kennedy分類
　上顎または下顎1顎ごとに歯列欠損の状態を網羅的に分類したもので、欠損状態を把握する場合に利用される。世界中で通用する分類ではあるが、咬合関係の表現については有効でない。義歯設計において一般に難易度の高い遊離端欠損をⅠ級、Ⅱ級とし、難易度の低い中間欠損、前歯欠損をⅢ級、Ⅳ級としており、歯列欠損状態の概要を把握できる。

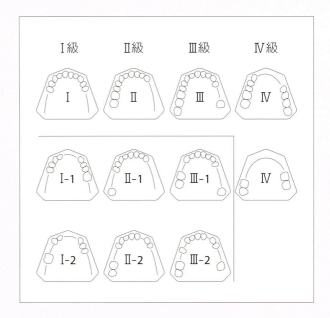

■咬合支持
　上下歯列が咬頭嵌合して中心咬合位を構成する場合、上下両側小臼歯、大臼歯部左右4か所の咬合接触エリア(咬合支持域)の咬合接触が有効にはたらく。このようにして、下顎は上顎へ安定して支持されているという概念。

■コーヌスクローネ(テレスコープ)
　Körber KHにより1959年に発表された、およそ6°のテーパーを有するテレスコープ冠による体系的なテレスコープシステム。現在臨床で行われているのは、ほとんどがこのシステムによる。

■個歯トレー法
　クラウン・ブリッジ等で支台歯の精密印象採得を行う場合に標準的な技法として用いられる。得られる印象はきわめて正確である。

■個人トレー法
　それまでオルタードキャスト法が定番とされてきたパーシャルデンチャーの印象法を「1つのトレー、同一の印象材」によって行うことを目的に、尾花らにより東京医科歯科大学で開発された印象法。同様の技法は米国でも紹介され、教科書的にも記載されているが、本来の個人トレー法は「残

存歯部は解剖印象、欠損部は機能印象」を同時に採得することを目標としており、個人トレーの印象材スペース、欠損部の辺縁形成に付着する熱可塑性材コンパウンドの設定等により細やかな設定がされている。近年はそれまで使用されてきたチオコールラバーに代わり、シリコーンゴム印象材が使われている。

■コンビネーションシンドローム
　上顎が無歯顎、下顎がKennedy I 級欠損の組み合わせ（combination）の患者で、上下義歯の安定、とくに下顎義歯の安定が不良の場合、下顎前歯部残存歯部が上顎義歯を突き上げ、しばしば、上顎前歯部欠損部顎堤がフラビーティッシュとなりやすいことをいう。

■サドルポンティック
　主に可撤ブリッジのポンティックとして、取り外すことを前提に設計される。基底面は顎粘膜に隙間なく適合し、自浄性ポンティックのような基底面への配慮は不要である。

■CSP（Channel-Shoulder-Pin）装置
　Steiger（1959）[14]により提唱されたテレスコープ支台装置の一例で、現在ではほとんど使用されていない。平行壁テレスコープの到達点を示す。

■Gクラスプ
　遊離端義歯に用いられる支台装置で、小臼歯の近心から生じ、近遠心レストを設定して歯冠をほぼ一周し、維持部を頰側近心に置く、バックアクションクラスプの類型。

■歯冠－歯根比
　支台歯の負担能力を示す1つの指標。歯冠－歯根比が1以下であれば、歯根が有効にその歯を支えている。たとえば、ブリッジの支台歯としては0.5程度が望まれる。

■支持、把持、維持
　パーシャルデンチャーが口腔内で機能する場合に生じる力について、咬合力の負担を「支持」、側方力の負担を「把持」、離脱力に対抗する要素を「維持」とよぶ。義歯設計においては「支持」「把持」「維持」の要素の順に検討する。

■磁性アタッチメント
　歯根面アタッチメントに磁石を応用することは以前から行われてきたが、現在は耐食性にすぐれた磁性合金とハウジングに収まった磁石の組み合わせとなり、ほとんど誰でも臨床応用できる装置となっている。

■スケルトン構造
　義歯床の補強のため有床部内に金属製の補強梁を設定する構造。

■スプリント状義歯
　残存歯部の動揺がある場合、義歯可撤部の設計により残存歯部を連結固定できるように配慮したパーシャルデンチャーのこと。または、残存歯列の個々の歯を可撤性スプリントで咬合挙上しながら、欠損部は有床部の支持を利用し、咬合接触を営めるようにした治療用義歯のこともいう。

■ディスクレパンシー
　歯列の幅径が上顎または下顎の寸法に合わず、歯列不正、とくに叢生を生じる状態。

■ディンプル
　クラスプの維持力に必要なアンダーカットが不足した場合、歯面のクラスプ先端相当部に凹部を形成し、アンダーカットを得ること。

■トランスファーコーピング
　個々の支台歯上に設定し、これらの位置関係を正確に印象採得する場合に用いる。テレスコープ内冠上に用い、内冠の位置決め印象に用いる利用法が多い。

■Niswonger法
　無歯顎患者、Eichner分類Cのカテゴリーの患者で咬合採得を行う場合に、垂直咬合位の設定に「下顎安静と中心咬合位の上下的差異がおよそ2mmである（1924）」というNiswonger MEの知見に基づき、中心咬合位を推定する技法。臨床では、この技法と患者の顔貌とを考慮して咬合高径を付与し、垂直咬合位を決定する。

■バッカルサポート
　有床義歯で歯列欠損、顎欠損が顔貌の回復上目立つ場合、これを是正する目的で当該有床部頰側の人工歯列と有床部を、審美的回復を含めて排列・調製すること。

本書＆電子症例集の理解を深める用語解説

■ **パラタルストラップ**

上顎大連結装置の1つで、バーよりは幅広く、プレートよりは狭い、おおむね11mm程度の薄い幅広のものをいう。

■ **被圧変位性**

顎堤粘膜の垂直的沈み込み量のことで、小面積のもので加圧すれば大きく沈み、大面積の場合は同一の加圧量でも沈下は小さい。有床義歯で的確な床面積が必要な根拠となる。

■ **ビーディング**

上顎有床義歯の口蓋部辺縁粘膜側に0.2mm程度の連続的な突起を設定し、義歯と粘膜との適合を図るとする設計。現在のレジン床素材、金属床素材は適合性にすぐれており、ビーディング処置の必要性は少ない。

■ **ファルカラムライン**

遊離端義歯でレストとレストを結ぶ仮想線のうち、義歯の設計からみて前後的または左右的に「回転軸」となりうるもの。義歯設計では回転を抑制するための設計を検討する。

■ **フレアアウト**

上顎または下顎前歯部が主に歯周病の結果、後天的に前方に大きく傾斜、突出した状態を表す臨床用語。

■ **フレンジテクニック**

全部床義歯で筋圧形成をより積極的に利用し、義歯研磨面形態を口腔周囲筋、舌等の動的な状態を記録・採得し、義歯を調製する技法。

■ **辺縁形成（ボーダーモールディング）**

有床義歯では義歯床辺縁と周囲軟組織との関係を正しく求めることが必要である。全部床義歯では「辺縁封鎖」により義歯床の浮上を防止するための維持力を十分に求める必要がある。このため、義歯床は可動軟組織である頬・舌下部粘膜にやや延長して「辺縁封鎖」による維持力を生じさせることが必要である。パーシャルデンチャーで残存歯に設定した支台装置の維持力が十分な場合、全部床義歯よりは狭小な義歯床とし、可動軟組織には延長させないことができ、義歯床辺縁の過剰接触による疼痛、潰瘍形成を避けなければならない。ほとんどのパーシャルデンチャーの床外形は、全部床義歯のそれよりも小さくする。

■ **ボールクラスプ**

歯科矯正治療で用いるボールヘッドクラスプを義歯補綴に応用したもので、Ⅰバークラスプの代用として用いられる。

■ **リジッドサポート**

パーシャルデンチャーにおける「支持」を重視し、残存歯列と欠損部顎堤から得られる支持能力を最大に引き出す考え方。遊離端義歯では、残存歯列と有床部の連結を強固（リジッド）とし、欠損部顎堤の形態再現には加圧印象採得を行い、支台装置にはリジッドなクラスプ、アタッチメント、テレスコープを用いる。

■ **リリーフ**

粘膜が薄い部位で有床部を適合させると圧痛を生じる場合に、あらかじめ同部の接触を緩くしておく処置。

■ **リンガライズドオクルージョン**

無歯顎患者の全部床義歯において、義歯の安定と顎堤の保全を考慮したフルバランス咬合から派生した咬合様式。実行にあたっては、上下異なる形態の人工歯を排列する。

■ **リングクラスプ**

大臼歯に適用するクラスプ。上顎歯はしばしば頬側へ、下顎は舌側へ傾斜する。この場合、頬側側の設計を前提とし、傾斜側に維持部を設定する環状型リング状のクラスプが設定される。

■ **レストシート**

クラスプの「支持」要素を担うレストを安定させるため、残存歯の咬合面、基底結節等に形成する歯の陥凹部。

■ **連続レスト**

残存歯列の広範囲の部分に義歯の支持を分散させる目的で設定するレスト。とくに下顎KennedyⅠ級欠損の前歯部等に多く適用される。

[著者略歴]

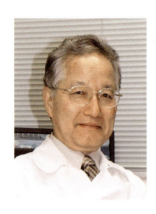

五十嵐順正（いがらし　よしまさ）

1972年3月	東京医科歯科大学歯学部卒業
1976年3月	東京医科歯科大学大学院歯学研究科修了（歯科補綴学専攻）
1976年4月	東京医科歯科大学助手（歯科補綴学第一講座）
1981年12月	昭和大学歯学部助教授（歯科補綴学第三講座）
1993年9月	松本歯科大学教授（歯科補綴学第一講座）
2006年1月	東京医科歯科大学大学院教授（摂食機能構築学分野）
2013年3月	東京医科歯科大学定年退職
2013年4月	大阪歯科大学客員教授、東北大学大学院歯学研究科非常勤講師、岡山大学歯学部非常勤講師

現在に至る

＜主な所属学会等＞
公益社団法人日本補綴歯科学会、口腔病学会、歯科チタン学会、
EPA（ヨーロッパ補綴歯科学会会員）、IADR（国際歯科学会会員）

＜主な著書＞
『コーヌステレスコープデンチャー』　永末書店　1984年（共著）
『ケルバーのコーヌステレスコープ』　医歯薬出版　1986年（訳）
『パーシャルデンチャー・設計アルバム：RPIを中心に』　クインテッセンス出版　1989年（訳）
『パーシャルデンチャーの設計』　口腔保健協会　1995年（著）
『高齢者の補綴治療』　クインテッセンス出版　2001年（訳）
『パーシャルデンチャーテクニック（第4版）』　医歯薬出版　2006年（編著）
『スタンダード部分床義歯補綴学』　学建書院　2006年（共著）
『新版 現代のパーシャルデンチャー』　クインテッセンス出版　2008年（編著）
『パーシャルデンチャーを得意になろう』　ヒョーロン・パブリッシャーズ　2013年（編著）

パーシャルデンチャー成功のための設計3原則 動かない 汚さない 壊れない
「Prof. 五十嵐の欠損補綴症例106選」電子症例集付き

2015年2月10日　第1版第1刷発行

著　　者　五十嵐　順正

発 行 人　佐々木　一高

発 行 所　クインテッセンス出版株式会社
　　　　　東京都文京区本郷3丁目2番6号　〒113-0033
　　　　　クイントハウスビル　電話（03）5842-2270（代表）
　　　　　　　　　　　　　　　　（03）5842-2272（営業部）
　　　　　web page address　http://www.quint-j.co.jp/

印刷・製本　サン美術印刷株式会社

©2015　クインテッセンス出版株式会社　　禁無断転載・複写
Printed in Japan　　落丁本・乱丁本はお取り替えします
　　　　　　　　　ISBN978-4-7812-0419-2　C3047

定価は表紙に表示してあります